AF292006

Dieta DASH para Principiantes

¡La Solución Definitiva de Alimentación Saludable y el Programa de Pérdida de Peso para la Hipertensión y la Presión Arterial Aprendiendo el Poder de la Dieta DASH!

Bobby Murray

Tabla de contenidos

Dieta DASH para Principiantes

Introducción

Hay muchas enfermedades y dolencias importantes que afectan al mundo hoy en día. Las dos principales causas de muerte en el mundo son las enfermedades cardíacas y los accidentes cerebrovasculares, y el principal problema de salud, que es un precursor común de este tipo de muertes, es la hipertensión arterial. De hecho, todos estos grandes problemas de salud pueden ser prevenidos, y fueron creados en la última parte del siglo XX.

Si te das cuenta de que has tenido elevaciones constantes en las lecturas de tu presión arterial en tus visitas al médico, es algo que no deberías pasar por alto. De hecho, saber que tus números están aumentados te da una ventaja para abordar el problema de la presión arterial elevada antes de que se conozca como hipertensión. Cuando se te diagnostica hipertensión, es probable que hayas tenido la presión arterial elevada durante muchos años, y estabas empezando a sentir las complicaciones de la pérdida de flexibilidad de tus vasos sanguíneos.

Pero no hay necesidad de entrar en pánico. No es necesario ser una estadística. Como mencioné, hay una solución que se ha creado que no significa múltiples viajes a la farmacia para almacenar los medicamentos. De hecho, el programa de dieta DASH fue hecho para que no necesitaras medicamentos para controlar o bajar tu presión sanguínea. Suena bastante asombroso, ¿no?

Entonces, ¿cómo se hace? Se reducen los alimentos que comes y el tamaño de las porciones. La dieta DASH no es como cualquier otra dieta en la que hay que eliminar uno o más grupos de alimentos. De hecho, integra todos los grupos de alimentos y te da variedad todos los días. También es una forma de probar diferentes tipos de alimentos que tal vez no hayas considerado.

Esta no es una dieta de moda, y se ha demostrado que funciona mediante estudios científicos y médicos durante los últimos 23 años desde su creación. De hecho, es un plan de estilo de vida muy conocido y respetado que es recomendado por varias organizaciones e instituciones de salud.

antes. A muchas personas les encanta esta dieta y estilo de vida porque está muy respaldada por la ciencia.

Entonces, ¿por qué esperar más tiempo para sentirte mejor que en años, así como para fortalecer la salud de tu cuerpo para los años venideros? Si es tan simple como hacer una elección informada y mejor de los alimentos, ¿por qué no empezar ahora? Tu cuerpo y tu mente te lo agradecerán.

Capítulo Uno: Entendiendo la Dieta DASH

La hipertensión arterial se ha convertido en un problema creciente en los últimos cuatro decenios, ya que las cifras se han duplicado y más de mil millones de personas tienen hipertensión en todo el mundo. Cuando se llega al punto de tener problemas de hipertensión arterial, también se corre un mayor riesgo de sufrir un accidente cerebrovascular, insuficiencia renal y enfermedades cardíacas. Debido a que la dieta ha sido directamente relacionada con los problemas de salud de la presión arterial, la dieta DASH es una forma científica de reducir las cifras de presión arterial a través de los alimentos que se consumen.

Muchas personas ni siquiera son conscientes de que tienen la presión arterial alta hasta que empiezan a tener complicaciones. Por eso se le conoce en el campo de la medicina como el "asesino silencioso", porque puede avanzar durante años o décadas sin ser detectado. Sin embargo, cuando se presentan complicaciones de dolor de cabeza persistente, falta de aliento y mareos, la gente suele acudir al médico para averiguar la causa subyacente. Incluso si no tiene estos síntomas, seguir la dieta DASH es beneficioso para la salud en general.

La dieta DASH es un método a largo plazo para comer una variedad de nutrientes y alimentos, a la vez que se hace hincapié en el tamaño de las porciones para prevenir y tratar la hipertensión. DASH es un acrónimo que significa "Dietary Approaches to Stop Hypertension" (Enfoques dietéticos para detener la hipertensión). Estos científicos descubrieron que las personas que seguían dietas vegetarianas y veganas tenían menos casos de hipertensión (Sacks, et al., 1999). Sin embargo, sabían la importancia de comer alimentos de todos los grupos. Como resultado, fue un plan que fue desarrollado hace 23 años por los Institutos Nacionales de Salud para disminuir los niveles de presión arterial sin necesidad de medicamentos.

Puedes comenzar a ver resultados rápidos, generalmente dentro de las primeras dos semanas con tus puntos de presión sanguínea mejorando cuanto más tiempo sigas con el estilo de vida de la dieta DASH. Aunque fue creada específicamente para la presión arterial, también se pueden ver beneficios para otras enfermedades importantes como la diabetes, el derrame cerebral, las enfermedades cardíacas, el cáncer y la osteoporosis. Esto se debe al estilo de vida saludable que incorpora, que tiene un efecto dominó en el bienestar de todo el cuerpo y mente (Clínica Mayo, 2019).

La ciencia que respalda la forma en que la dieta DASH funciona para reducir la presión arterial incluye la adición de la tan necesaria fibra, calcio, magnesio y potasio. Cuando se consumen los niveles correctos de estos nutrientes, el cuerpo es capaz de crear electrolitos adecuadamente. Son responsables de liberar el exceso de líquido dentro del torrente sanguíneo. Como resultado, los vasos sanguíneos son capaces de relajarse, lo que reduce la presión en las venas.

Esta dieta se basa en gran medida en vegetales, frutas, frijoles, pescado y pollo y reduce o elimina la grasa, los azúcares añadidos y la carne roja. También se descubrió que el principal beneficio para la salud era reducir la cantidad de sal que se consumía. Hay dos tipos diferentes de dieta DASH que básicamente se reducen a la cantidad de sal que se consume. Esto se explicará más, en el capítulo tres.

Entender un poco más sobre el mecanismo de la presión arterial te ayudará a saber con qué estás tratando. La presión sistólica es el número que se calcula por la cantidad de presión en tus vasos sanguíneos en el momento en que tu corazón late. La presión diastólica es la presión presente en los vasos sanguíneos entre los latidos del corazón.

La presión sanguínea normal para un adulto es de 120/80, siendo la presión sistólica la primera y la diastólica la última. Se ha descubierto que aquellos que siguen la dieta DASH baja en sodio, ven el mayor impacto de los resultados en sus cifras de presión arterial. En promedio, eres capaz de reducir tus cifras de presión arterial en

12 puntos para tu presión sistólica y 5 puntos para tu presión diastólica en cuestión de semanas. En comparación, una persona que sigue la dieta DASH con una presión sanguínea normal vio una reducción de 4 y 2 puntos, respectivamente (Sacks, et al., 1999).

Para encontrar la etapa exacta de la hipertensión que estás experimentando actualmente, echa un vistazo a cada una de ellas:

❖ Presión arterial elevada - la sistólica está entre 120 y 129, mientras que la diastólica es menor de 80.

❖ Hipertensión en etapa 1 - la sistólica está entre 130 y 139, mientras que la diastólica está entre 80 y 89.

❖ Etapa 2 Hipertensión - la sistólica está entre 140 y 179 con la diastólica entre 90 y 129.

❖ Etapa de crisis de hipertensión - la sistólica está por encima de 180 y la diastólica por encima de 120.

Resumen del Capítulo.

- En el campo de la medicina, la hipertensión ha sido apodada el "asesino silencioso" porque muchas personas no se dan cuenta de que la tienen. Esto se debe a que rara vez hay síntomas que hagan que uno vaya al médico hasta que empiecen a aparecer las complicaciones de la hipertensión.

- La dieta DASH, que significa Dietary Approaches to Stop Hypertension (Enfoques dietéticos para detener la hipertensión), fue creada por científicos y médicos para poder controlar y reducir los niveles de hipertensión sin necesidad de medicamentos. En su núcleo, utiliza los alimentos que tú comes para combatir la hipertensión.

- La lectura normal de la presión arterial es de 120/80. Teniendo la presión arterial alta, cualquiera de estos números puede aumentar, lo que incrementa el riesgo de sufrir un derrame cerebral o una enfermedad cardíaca cuanto más tiempo persista.

En el próximo capítulo, aprenderás sobre los diferentes impactos positivos en las principales enfermedades que afectan a millones de personas en todo el mundo, por la incorporación del estilo de vida de la dieta DASH.

Los beneficios específicos para la salud que se pueden obtener para quienes sufren de hipertensión son muchos. Como has aprendido, está diseñada para bajar la presión arterial. Pero una vez que empiezas a trabajar en un aspecto de tu cuerpo, se habilitan otras posibilidades para que las dolencias se curen.

A través del programa de dieta DASH, también puedes ver una regulación en tu azúcar en la sangre. Esto se debe a que vas a eliminar los azúcares añadidos y artificiales. Esto ayudará a equilibrar la cantidad de glucosa en tu cuerpo, lo que puede reducir tus problemas con el azúcar en la sangre. Siguiendo el estilo de vida del DASH, también es posible invertir la resistencia a la insulina, ya que se rompe el ciclo al no dar a tu cuerpo demasiados azúcares para procesar. Como tal, puede ser un plan de tratamiento para aquellos que sufren de diabetes tipo 2 (Shirani, Salehi-Abargouei, & Azadbakht, 2013).

Como vas a estar manteniendo aproximadamente el 30 por ciento de tus calorías diarias para el total de las grasas que consumes, serás capaz de ver una reducción en tus triglicéridos en la sangre. Los triglicéridos son simplemente las grasas que están presentes en el torrente sanguíneo y pueden conducir a complicaciones graves como el derrame cerebral y las enfermedades del corazón. Eliminar las grasas trans y mantener las grasas saturadas al mínimo va a ayudar a que tus niveles de triglicéridos disminuyan.

Siguiendo los métodos de la dieta DASH, podrás reducir tu lipoproteína de baja densidad o el colesterol LDL, que se considera de tipo malo. Específicamente, no beber alcohol en exceso, abstenerse de fumar y comer alimentos ricos en fibra, ácidos grasos omega-3 y grasas monoinsaturadas es lo que ayuda a que los niveles bajen naturalmente. Muchas veces cuando se tienen altos niveles de presión arterial, también se experimentan altos niveles de colesterol, por lo que esto resuelve dos problemas médicos importantes con un solo programa.

También tendrás menos riesgo de cáncer, específicamente de mama y colorrectal (Onvani, Haghighatdoost, & Azadbakht, 2015). Debido a la dieta saludable y completa, también puede ayudarte si ya eres un paciente de cáncer. Es importante que hables con tu médico cuando quieras cambiar al estilo de vida de la dieta DASH mientras luchas contra el cáncer de cualquier tipo. Es posible que tengas que hacer algunos ajustes en la cantidad de lácteos que consumes, y tu profesional de la salud podrá encontrar un método que funcione para tí y tu tratamiento.

La hipertensión arterial tiene un impacto directo en el aumento del riesgo de enfermedades cardíacas y derrames cerebrales. Sin embargo, siguiendo la dieta DASH mostró una mejora del 20 y 29 por ciento, respectivamente (Salehi-Abargouei, Maghsoudi, Shirani, & Azadbakht, 2013). Ser capaz de mejorar las lecturas de la presión arterial tiene un gran impacto en las funciones corporales, así como mantenerlo lo más saludable posible.

Cuando tu cuerpo tiene una enfermedad, es probable que también tenga altos niveles de inflamación. Es muy parecido a la hipertensión, que puede causar un efecto dominó de enfermedades y dolencias en todo el cuerpo. Seguir el estilo de vida de la dieta DASH te ayudará a controlar tu enfermedad inflamatoria crónica, principalmente por el alto contenido de fibra, así como por las comidas nutritivas que consumirás.

Resumen del Capítulo

- Debido a que estás reduciendo la cantidad de azúcar en tu dieta, es probable que también veas una pérdida de peso, así como una disminución de los niveles de glucosa. Esto es útil para los que tienen diabetes de tipo 2 porque también puede ayudar a reducir la resistencia a la insulina.
- Cuando se sufre de hipertensión, también es muy probable que se tengan altos niveles de colesterol LDL malo. Estos dos

combinados son una bomba de tiempo para las enfermedades del corazón. Pero seguir la dieta DASH también reduce el colesterol malo, ayudando a que la sangre fluya más fácilmente por las venas.

· La inflamación crónica puede ser una dolencia debilitante que puede parecer interminable. Sin embargo, incorporando más frutas, vegetales y fibra en tu cuerpo, eres capaz de reducirla a un nivel manejable y tal vez incluso revertirla por completo.

En el siguiente capítulo, aprenderás los diferentes enfoques y claves que puedes realizar al iniciar el programa de dieta DASH para que tengas el mayor éxito.

Capítulo Tres: Plan de Salud de la Dieta DASH

Comer el 30 por ciento de las grasas totales ayudará a tu cuerpo a absorber adecuadamente los nutrientes que está consumiendo. Las grasas monoinsaturadas son las más saludables para el sistema sanguíneo y el corazón, mientras que hay que mantener las grasas saturadas al mínimo y eliminar todas las grasas trans. Los carbohidratos también son un factor importante que debes tener en cuenta cuando tu objetivo es perder peso. Dado que los carbohidratos se convierten en glucosa, es esencial mantener el porcentaje en torno al 50 por ciento de su ingesta diaria. Si estás intentando perder peso, el porcentaje de carbohidratos será del 40 por ciento. El 20 o 30 por ciento restante serán proteínas. Como siempre, consulta con tu nutricionista ya que los porcentajes pueden diferir ligeramente según tu situación personal.

Otros nutrientes importantes a los que debes prestar atención son el potasio, el calcio, el magnesio y la fibra. Con una dieta de 2000 calorías, deberías consumir:

- 4.700 miligramos de Potasio
- 1.250 miligramos de calcio
- 500 miligramos de Magnesio
- 30 gramos de fibra

El calcio, el magnesio y la fibra son fáciles de alcanzar mientras se sigue la dieta DASH. Sin embargo, el potasio requiere un poco más de atención. Es un aspecto importante porque ayuda a que los vasos sanguíneos se relajen, lo que automáticamente hace bajar la presión arterial.

Los alimentos que contienen grandes cantidades de potasio son:

- ★ bananas
- ★ jugo de naranja, sin azúcar
- ★ patatas
- ★ calabaza

* frijoles rojos
* lentejas
* pasas de uva
* pasas de ciruela
* albaricoque

Este va a ser el supergrupo de alimentos que te ayudará más a bajar los puntos de la presión arterial. Comer diariamente algunas cosas de esta lista te ayudará a alcanzar las cifras de los niveles de potasio que necesitas para no tener que preocuparte de que tu presión sanguínea esté demasiado alta en el futuro.

Prestar atención a los niveles de sal en la dieta DASH también es extremadamente importante porque tiene un impacto directo en la presión arterial. Se encuentra en casi todo lo que comemos, y también nos gusta añadirla a los platos para dar sabor. Pero algunas dietas alrededor del mundo están consumiendo más de una cucharadita de sal diariamente, mientras que la cantidad máxima recomendada cada día es de 2/3 de cucharadita para la salud en general. Si tienes el hábito de comer alimentos salados, puedes optar por empezar con las recomendaciones de la dieta DASH estándar de 1 cucharadita de sal o 2.300 miligramos por día. Si quieres llegar a estar lo más saludable posible, puedes seguir la dieta DASH de bajo contenido en sodio, que requiere un máximo de 2/3 de cucharadita de sal al día.

Así que puedes pensar que eliminar la sal por completo puede ayudarte más. Sin embargo, la sal es un componente importante requerido por el cuerpo. De hecho, se encuentra en algunos alimentos de forma natural, por lo que te resultaría difícil eliminarla completamente de la dieta. Si te interesa tener la menor cantidad de sal en la dieta DASH, 1/8 de cucharadita o 500 miligramos es el mínimo, pero se recomienda hablar con un dietista antes de llegar a tales extremos, especialmente cuando se comienza la dieta DASH.

Cómo reducir la ingesta de Sodio

A veces puede ser difícil ver formas de reducir la sal si se consume tanto. Sin embargo, ya estás recibiendo ayuda al hacer mejores elecciones de alimentos para tu cuerpo. Si crees que todavía necesitas reducir su consumo, prueba algunos de estos consejos.

- Sustituye los sabores o las especias sin sal en lugar de la sal, para que tus platos sean sabrosos.
- Abstente de usar sal al preparar tus comidas, así como después de estar en la mesa.
- Enjuagar bien los alimentos enlatados, incluso si están etiquetados como "sin sal añadida".
- Comprar artículos que digan "bajo en sodio", "sin sodio" o "sin sal añadida".
- Suprimir fiambres y embutidos.
- Leer las etiquetas de los ingredientes. Quieres tener menos de 2.300 miligramos de sal al día.

El uso de estos importantes consejos te ayudará a tener éxito mientras sigues el programa de dieta DASH. Son las claves para un futuro sin las complicaciones que la hipertensión trae a tu vida actual. Como estás empezando a ver, es muy posible conseguir el control sobre este asunto y vivir una vida larga y feliz, libre de los problemas de presión sanguínea que te han estado frenando.

Resumen del Capítulo

- Las grasas, los carbohidratos y las proteínas son extremadamente importantes de controlar porque necesitan ser un cierto porcentaje de su consumo calórico total. Si están desequilibradas, no obtendrás los mejores resultados posibles en el programa de dieta DASH.
- El potasio es un mineral extremadamente importante que te ayudará más durante la dieta DASH. Necesitas consumir 4.700 miligramos diarios y algunos alimentos ricos en potasio son lentejas, calabazas y plátanos.
- Puede ser difícil reducir la ingesta de sodio, pero una forma es eliminar la mayor cantidad de sal posible de la comida. Los alimentos tienen naturalmente sodio en ellos, así que no hay necesidad de añadir sal mientras se prepara la comida o en la

mesa. Esto tendrá un gran impacto en la cantidad de sodio que consumas.

En el próximo capítulo aprenderás sobre los alimentos que disfrutarás en la dieta DASH, así como las cantidades que necesitas consumir diariamente.

Capítulo Cuatro: ¿Qué debes y no debes comer?

La dieta general comprende bajas cantidades de grasas saturadas, grasas trans y grasas totales. También se puede comer un pequeño número de dulces y carne roja una o dos veces por semana. Los alimentos que puedes comer superan a los que necesitas eliminar. Como referencia, las recomendaciones para cada tipo de alimento se pueden utilizar para animarte a tener éxito con la dieta DASH.

Granos Enteros

Entre 6 y 8 porciones diarias

Cuando añades granos enteros a tu dieta, obtienes la mayor cantidad de nutrientes y fibra que los granos refinados. A veces el nombre te va a guiar más fácilmente como la pasta o el pan de trigo integral. Muchas veces los productos serán etiquetados con 100% de trigo entero o grano y serán naturalmente bajos en grasa. Algunos ejemplos de granos refinados son el arroz blanco y el pan y deben ser evitados. También debe abstenerse de añadir salsas de queso, crema y mantequilla en el pan para mantener el contenido de grasa bajo en sus comidas. En su lugar, coma avena, quinua, bulgur y cereales integrales para el desayuno.

Verduras

Entre 4 y 5 porciones diarias

Siempre es importante consumir suficientes vegetales en la dieta porque están llenos de vitaminas, fibras y minerales como el magnesio y el potasio. No estás limitado en los tipos de vegetales que consumes en la dieta DASH, y no necesitan ser simples acompañamientos ya que los vegetales se mezclan bien con fideos de trigo integral o arroz integral. Puedes elegir entre comprar verduras frescas o también puedes optar por las congeladas. La clave para las verduras congeladas es anotar la cantidad de sodio que se incluye y tratar de buscar un envase que diga que no se ha añadido sal. Algunas opciones excelentes son la col, las espinacas, las patatas dulces, el brócoli, la calabaza, las zanahorias y los tomates.

Frutas

Entre 4 y 5 porciones diarias

Debido a que las frutas son un alimento fácil de agarrar y llevar, normalmente se ven sólo como un bocadillo, pero también se pueden comer durante las comidas. Incluso puedes hacerles un postre poniendo una cucharada colmada de yogur bajo en grasa encima. Son similares a las verduras en cuanto a los nutrientes que ofrecen y suelen ser bajas en grasa. Las pieles comestibles deben comerse ya que contienen la mayor cantidad de fibra y nutrientes. Si compras jugos de fruta, asegúrate de que sean naturales y sin azúcar añadida. Como nota, vigila de cerca las frutas cítricas y sus jugos como los limones, limas y toronjas. Pueden causar una reacción con ciertos medicamentos cardiovasculares, así que consulta con tu médico para ver si necesitas eliminar los cítricos de tu dieta. Algunos ejemplos de frutas que son buenas para la dieta DASH son el mango, la piña, las bayas, los melocotones, las peras y las manzanas.

Lácteos

Entre 2 y 3 porciones diarias

Cuando elijas productos lácteos, busca los que sean bajos en grasa o sin grasa, ya que de lo contrario pueden engordar mucho. Puedes obtener maravillosas fuentes de proteínas, vitamina D y calcio de los productos lácteos como el queso, el yogur y la leche. Si necesitas algo para satisfacer tu apetito por los dulces de forma saludable, el yogur congelado con sus frutas favoritas es un postre maravilloso. Si tienes intolerancia a la lactosa, puedes comer productos sin lactosa en la dieta DASH para obtener los mismos beneficios. Una cosa a tener en cuenta es mirar el contenido de sodio de los diferentes productos de queso, aunque digan que son bajos o libres de grasa.

Pescado, aves y carne magra

Máximo 6 onzas cocidas diariamente

Los diferentes tipos de carne están cargados de zinc, hierro, complejo vitamínico B y proteínas. Al elegir las carnes para comer, deben ser variedades magras. Si no te preocupas demasiado por los productos cárnicos, también puedes incluir hasta 6 huevos diarios como tu ración de carne. Para que las carnes sean más magras después de comprarlas, debes descartar la piel y la grasa y prepararlas a la parrilla o al horno. Los alimentos fritos no son saludables para el corazón y por lo tanto deben ser eliminados. El pescado también es una gran fuente de ácidos grasos omega-3 que ayudan a la salud del corazón. Buenas opciones son el atún, el arenque y el salmón. Si eliges, también puedes incorporar carne roja, pero debes limitarla a no más de dos veces por semana. Considera la posibilidad de utilizar carne de res alimentada naturalmente cuando optes por las carnes rojas, ya que son muy ricas en ácidos grasos omega-3 y son una opción más saludable en general.

Nueces, semillas y legumbres

Entre 4 y 5 porciones por semana

Al ser fuentes ricas en proteínas, potasio, magnesio, fitoquímicos y fibra, son una gran adición a su dieta DASH. Las mejores opciones son lentejas, guisantes, judías, semillas de girasol y almendras. Son capaces de ayudarte a combatir las enfermedades cardiovasculares, así como algunos cánceres, pero como ves, no quieres tenerlos a diario. Esto se debe a las altas cantidades de calorías de estos alimentos, pero un poco de ellas es suficiente. Así que asegúrate de mantener las porciones más pequeñas, como un puñado de nueces y semillas, y úsalas para agregarle sabor a tus comidas. Pruebe la gama de guisantes partidos, lentejas, judías, semillas de lino, semillas de girasol, nueces, avellanas, cacahuetes y almendras.

Grasas y aceites

Entre 2 y 3 porciones diarias

A pesar de que estás comiendo una dieta baja en grasas con el programa DASH, tu cuerpo todavía requiere grasas para que tu sistema inmunológico funcione correctamente, así como para absorber los nutrientes esenciales. Pero debe haber equilibrio, porque si consumes demasiada grasa, tiene un efecto negativo en tu salud. El consumo de dietas grasas se ha asociado con la obesidad, la diabetes y las enfermedades cardíacas. Asegúrate de mantener tu contenido total de grasa en menos del 30 por ciento de tu consumo diario de calorías. Ejemplos de grasas y aceites que son aceptables en la dieta DASH son 2 cucharadas de aderezo ligero para ensaladas, 1 cucharada de mayonesa o 1 cucharadita de mantequilla o margarina. Aun así, comprueba las etiquetas para asegurarte de que no estás consumiendo demasiadas grasas saturadas y abstente de comprar alimentos con grasas trans. Los alimentos que debes dejar en la estantería son el aceite de coco, la manteca, la manteca de cerdo y el aceite de palma. En su lugar, compra aceites de base vegetal como el de cártamo, oliva virgen extra, maíz y canola.

Dulces y postres

5 porciones o menos por semana

El propósito de la dieta DASH es prestar atención al tamaño de las porciones y tener un equilibrio entre los grupos de alimentos. Así que puedes seguir disfrutando de algo dulce, pero no te pases. Las grandes opciones que aún son bajas en grasa son los alimentos bajos en grasa o sin grasa como las galletas graham, los caramelos duros, la gelatina o mermelada, los helados de frutas y los sorbetes. Como se mencionó anteriormente, las frutas también pueden ser un gran postre. Es importante señalar que los edulcorantes artificiales como el aspartamo y la sucralosa deben ser limitados o evitados por completo. Los azúcares añadidos también deben ser eliminados de la lista de la compra ya que contienen calorías vacías. En su lugar, utiliza un edulcorante natural conocido como Stevia, que es una fuente vegetal y más saludable para tu cuerpo.

Bebidas

Entre 8 y 12 porciones diarias

Como vas a limitar el azúcar en tu dieta, las opciones con alto contenido de azúcar, como los refrescos y las bebidas energéticas, serán eliminadas del menú. Sin embargo, puedes tomar jugos de frutas naturales sin azúcar añadido. El agua filtrada, el té y el café también son aceptables, pero no debes agregar demasiada crema o saborizantes o se volverán altos en calorías y dañinos para tu salud. Además, trata de limitar tu consumo de café a no más de 2 tazas, ya que puede causar un aumento temporal de tu presión arterial. El alcohol también debe limitarse a 2 porciones para los hombres y 1 porción para las mujeres diariamente, y el vino tinto es la mejor opción si deseas beber. Pero adquirir el hábito diario de beber alcohol también puede aumentar tu presión arterial. Si quieres que tus números mejoren más rápidamente, limita fuertemente o elimina el alcohol del menú (Husain, Ansari, & Ferder, 2014).

En resumen, quieres eliminar los alimentos con alto contenido de grasas trans, colesterol y grasas saturadas. Los encontrarás en muchos alimentos pre envasados y también en alimentos fritos. Al reemplazar estos artículos con más alimentos enteros, te sentirás más lleno por más tiempo y mejorará tu salud en general. Parece un gran compromiso para poder sentirse y verse mejor mientras se hace algo increíble por la salud.

Resumen del Capítulo

- Si no comiste vegetales mucho antes o incluso nada, es un gran momento para explorar cuáles te gustan comer. Prueba y mezcla las verduras con arroz integral o fideos para darle variedad a su plato mientras obtiene los ricos nutrientes que tu cuerpo necesita para fortalecerse.
- Está permitido comer carne roja, no más de dos veces por semana. Sin embargo, puedes optar por no comer carne roja o productos cárnicos si eres vegetariano o vegano. Sólo asegúrate de consumir suficientes proteínas en tu dieta.
- Puede ser un suspiro de alivio para muchos que haya una dieta que todavía les permita comer dulces de vez en cuando. Con la dieta DASH centrada más en el tamaño de las porciones en lugar de eliminar cualquier grupo de alimentos,

es importante no exagerar. También puedes disfrutar de postres bajos en calorías como frutas con yogur o sorbete.

En el próximo capítulo, aprenderás sobre los diferentes pros y contras mientras sigues el estilo de vida de la dieta DASH.

Capítulo Cinco: Ventajas y desventajas de la dieta DASH

Pros

Apoyado y respaldado por las principales organizaciones de salud

Al haber sido creado por los Institutos Nacionales de Salud, también ha sido respaldado por muchas organizaciones e instituciones médicas de renombre. Estas incluyen la Clínica Cleveland, la Clínica Mayo, el USDA, la Asociación Americana de Diabetes, la Asociación Americana del Corazón y el Instituto Nacional del Corazón, los Pulmones y la Sangre.

Creado para los hábitos de bienestar a largo plazo y de por vida

A diferencia de la mayoría de las dietas que son populares, el programa de dieta DASH está diseñado para ser seguido como un estilo de vida que puede crear hábitos para toda la vida. Debido a que estás reconfigurando tu cuerpo para disfrutar de alimentos enteros ricos en nutrientes, vas a querer adoptar este estilo de vida durante los años y décadas venideras debido a los beneficios. No sólo afectan a tu salud, sino también a tu perspectiva y a tu bienestar mental de forma positiva.

Nutrición equilibrada, mientras que la incorporación de todos los grupos de alimentos

Muchas dietas requieren que seas muy estricto con las calorías mientras eliminas los alimentos o incluso grupos de alimentos enteros para tener éxito. Sin embargo, la dieta DASH te ayuda a conocer las porciones y raciones correctas de los diferentes grupos de alimentos para ayudarte a estar más saludable. Debido a este hecho, no sientes que te estás engañando a ti mismo porque eres capaz de tomar decisiones sabrosas que son más saludables al añadir más alimentos ricos en nutrientes a tu dieta. Y siguiendo este estilo de vida, también consumirás vitaminas y minerales esenciales que sirven para mejorar la salud de su cuerpo.

Flexibilidad

Tienes la posibilidad de ser flexible en la forma de abordar la dieta DASH. Puedes elegir si quieres añadir una rutina de ejercicios, cuántas calorías quieres consumir de acuerdo con tus objetivos personales, así como la cantidad de sal que vas a consumir. Esto hace que la dieta DASH sea más fácil de integrar en la vida de las personas, ya que cada cuerpo y estilo de vida es diferente. También puede ser utilizada por personas que siguen un estilo de vida vegetariano o vegano debido a la gran cantidad de alimentos que están disponibles. Incluso aquellos que no tienen gluten pueden seguir comiendo quinoa y trigo sarraceno como sus granos enteros. También puede ser usado por aquellos que siguen una dieta Halal o kosher.

Accesibilidad

Como no hay alimentos exóticos en la lista de la dieta DASH, es muy fácil comprar alimentos sin tener que hacer una larga búsqueda de pedidos por correo en Internet. De hecho, no hay necesidad de comprar una suscripción o suplementos mientras se sigue el programa, así que lo hace más fácil de seguir. También hay una amplia gama de recursos que se pueden encontrar en Internet a través de las principales organizaciones de salud que pueden ayudar a responder cualquier pregunta adicional. Incluso puedes descargar aplicaciones en tu teléfono que te ayudan a realizar un seguimiento de tus alimentos, también si un alimento es recomendado o debe ser evitado.

Beneficios para la salud con fundamento científico

Dado que la dieta DASH se estableció hace más de 20 años, se realizaron muchos estudios científicos y médicos antes y después de su creación. Es una dieta que se ha demostrado una y otra vez que funciona dentro y fuera del laboratorio de investigación. Fue creada simplemente para reducir la presión arterial ligeramente elevada así como los niveles más severos de hipertensión, pero también tiene otros maravillosos beneficios para la salud que pueden lograrse como la reducción del riesgo de gota en los hombres y la disminución de los niveles de colesterol malo LDL. Esto se debe a la naturaleza de la dieta que reduce el consumo de azúcar, elimina los alimentos procesados y ricos en sodio y aumenta el número de verduras y frutas que se consumen.

Contras

No está diseñado específicamente para la pérdida de peso

Los resultados de esta dieta se centraron en la reducción de la presión arterial, y el factor de pérdida de peso entró en escena después del hecho. No quieres seguir la dieta DASH si lo que buscas es simplemente perder peso porque puede tomar más esfuerzo para ver más resultados. Sin embargo, es más probable que el peso que se pierda se mantenga fuera de la cintura, ya que se está reduciendo de manera saludable. Hoy en día, queremos ver resultados rápidos, pero si quieres mantenerlo para siempre, va a requerir más dedicación que seguir una dieta durante un par de semanas o un mes. Este es un programa de por vida donde continuamente verás resultados duraderos durante un largo período de tiempo.

No hay apoyo organizado

Otros programas de dieta populares tienen un sistema de apoyo donde puedes obtener entrenamiento de grupo o asesoramiento individual. Aunque no hay un programa organizado globalmente de este tipo, hay muchos recursos disponibles, y esta dieta es extremadamente popular y conocida. Si hablas con un dietista registrado, seguramente podrá apoyarte y asesorarte en el camino si es necesario.

No hay alimentos de conveniencia

Porque no hay un servicio que entregue comidas pre medidas a tu puerta, esto puede ser un inconveniente para algunos. Esto también puede ser el caso si antes estabas acostumbrado a calentar en el microondas las comidas preparadas o no te sientes cómodo en la cocina cocinando para tí mismo. Es cierto que esta parte de la dieta requiere un mayor esfuerzo, pero puedes utilizar recetas fáciles de hacer para ayudarte a aumentar la confianza en la cocina. Además, no tiene que ser tan complicado. Un bocadillo puede ser una pieza de fruta que sólo requiere el esfuerzo de pelarla, y las comidas pueden prepararse con antelación para que sólo tengan que calentarse antes de comer.

Difícil de transitar...

Si comes una dieta con alto contenido de sodio, puede ser difícil para ti la transición a la dieta DASH. Sin embargo, si notas cuánta sal proviene de los alimentos procesados, podrás eliminar una gran parte del sodio innecesario. Otro desafío es que las personas no tengan un salero accesible. Este hábito puede ser difícil de romper, pero como todos los hábitos, tomará tiempo para romperlo. Recuerda hacer que esta dieta funcione para ti, sustituyendo gradualmente las opciones más saludables que te darán más energía. Entonces tendrás éxito en la reducción de tu consumo de sal en el programa de dieta DASH.

No para todos

Aunque la dieta DASH puede ser seguida por la mayoría de las personas, hay ciertas personas que deberían considerar tomar otra ruta para bajar sus niveles de presión sanguínea o hablar con su profesional médico sobre ciertas alteraciones de la dieta DASH para que funcione en su beneficio. Se trata de pacientes con enfermedades hepáticas crónicas, enfermedades renales crónicas y aquellos que toman medicamentos para el antagonista del sistema renina-angiotensina-aldosterona. También aquellos con enfermedad celíaca, intolerancia a la lactosa, diabetes tipo 2 que no está controlada e insuficiencia cardíaca crónica necesitarán hablar con un dietista o su profesional médico para moderaciones específicas del programa.

Resumen del Capítulo

- La dieta DASH está diseñada para ser un cambio de estilo de vida que puedes seguir por el resto de tu vida. No es una dieta de moda que puedas dejar cuando hayas logrado los resultados deseados. De hecho, es probable que quieras seguir el programa una vez que te dés cuenta de lo bien que te sientes con la mejora de tu salud.
- No hay que inscribirse ni comprar programas cuando se sigue este estilo de vida. También eres libre de decidir si quieres perder peso incorporando una rutina de ejercicios o si quieres facilitarte el programa a largo plazo. Recuerda, cuanto más desees el resultado final, más te esforzarás por romper los hábitos que no fueron buenos para tu salud.
- Cuando llevas un estilo de vida ocupado, puede ser una estafa que no tengas ningún tipo de comida preparada que puedas coger y calentar en el microondas de la oficina. Sin embargo, puedes superar estos desafíos preparando comidas con antelación y sentirte mucho mejor por comer una comida saludable en tu escritorio.

En el próximo capítulo, aprenderás sobre los mitos que rodean a la presión arterial, así como la verdad sobre el asunto.

Capítulo Seis: Mitos sobre la presión sanguínea

Hay muchas ideas mal informadas sobre la presión sanguínea que se lanzan en los medios de comunicación hoy en día. Es importante entender exactamente la verdad sobre la presión arterial alta para poder evitar que se convierta en un problema o que prolongue los problemas.

La hipertensión no es un gran problema

Debido a que este asesino silencioso puede pasar años sin ser detectado, podría estar bajo en tu lista de preocupaciones. Sin embargo, como el apodo sugiere, puede terminar matándote. Cuando tienes un cuerpo sano, tu corazón late a intervalos regulares y empuja la sangre a través de tu sistema circulatorio. A medida que la sangre es bombeada, empuja contra las paredes de tus vasos sanguíneos. Como los vasos sanguíneos son flexibles, se contraen y se ensanchan según sea necesario para mantener la sangre fluyendo. Sin embargo, si tienes presión arterial alta, la sangre puede comenzar a presionar demasiado fuerte en los lados de los vasos sanguíneos. Debido a que están trabajando demasiado, pueden volverse menos flexibles y comenzar a endurecerse. Es entonces cuando se empiezan a notar las complicaciones de la hipertensión.

La hipertensión no se puede prevenir

Debido a que la hipertensión tiende a darse en el linaje familiar, muchos sienten que es inevitable que experimenten lo mismo que los miembros de su familia y sólo necesitan aprender a vivir con la presión arterial alta. Esto no podría estar más lejos de la verdad, porque se pueden realizar muchas medidas preventivas. Una de ellas es mantener el peso bajo control con ejercicio regular, así como una dieta equilibrada y saludable. También puedes limitar la cantidad de sal que comes. También, mantener el alcohol al mínimo mientras se elimina cualquier hábito de fumar que puedas tener. También puedes mantener a raya la hipertensión si mantienes tus niveles de estrés y de cortisol dentro de un rango saludable.

Si un número es normal, está bien

Cuando la mayoría de las personas obtienen la lectura de la presión arterial, se preocupan más por el número sistólico, que es el primer número, que por el número diastólico. Sin embargo, los expertos están de acuerdo en que su corazón es capaz de acomodar una lectura sistólica alta en lugar de un número diastólico alto. Esto se debe a que cuando envejeces, tu riesgo de sufrir un accidente cerebrovascular y un ataque al corazón aumenta significativamente si tu número diastólico o ambos números son altos. Es importante tener en cuenta que las lecturas de tu presión arterial fluctúan durante el día dependiendo de las actividades que estés realizando. Normalmente, a medida que envejeces, tu número sistólico aumenta mientras que tu número diastólico disminuye. Para obtener una lectura precisa, necesitas hacerte múltiples pruebas a lo largo del día. Esto te dará una mejor idea si tienes un problema real con la hipertensión.

El tratamiento simplemente no funciona

En el momento en que la hipertensión te hace consciente de su presencia, puedes estar experimentando una o más complicaciones. Esto puede hacer que la creación de un programa para manejar tu presión arterial alta sea un desafío. Puede ser un proceso de prueba y error si no has probado la dieta DASH antes. Debido a que posiblemente has pasado por la táctica de los tratamientos médicos y los medicamentos, puedes haber perdido la esperanza de ganar la batalla contra la hipertensión. Sin embargo, seguir haciendo lo que tu médico te sugiere y preguntarle sobre este programa te ayudará a tener esperanza en el futuro.

La hipertensión sólo ocurre cuando uno envejece

Sí bien es cierto que el riesgo de hipertensión arterial puede aumentar con la edad, no es una parte regular del proceso de envejecimiento. Cuando la hipertensión se reconoce como una complicación seria de salud, se empieza a solucionar el problema de raíz. Mientras sigues la dieta DASH, le estarás dando a tu cuerpo lo que necesita para combatir la hipertensión de forma natural.

Los medicamentos o la dieta DASH me han permitido controlar la presión arterial. Voy a dejarlo ahora.

Cuando hayas llegado al punto de necesitar medicación para tu hipertensión, esto no es algo que vaya a desaparecer simplemente por tomar unas pocas píldoras. Necesitas abordar la razón subyacente por la que tienes presión arterial alta en primer lugar. De lo contrario, tu cuerpo simplemente volverá a tener los mismos síntomas de la hipertensión una vez más. Viendo que la dieta DASH está diseñada para ser un programa de por vida de elegir mejores alimentos para la condición de tu cuerpo, es falso creer que una vez que estás mejor, puedes empezar a comer comida chatarra de nuevo. Eres lo que comes, y puedes volver fácilmente a los viejos hábitos. Pero con el tiempo traerán los mismos problemas que la última vez.

Tengo un peso saludable y hago ejercicio regularmente. No necesito trabajar sobre la hipertensión.

La verdad es que la hipertensión es una condición genética en algunos casos. También suele estar relacionada con el consumo de alimentos poco saludables, el sedentarismo y/o el sobrepeso. Sin embargo, puedes parecer saludable en el exterior, pero aun así sufrir de hipertensión. Es necesario que te asegures de realizar un control anual en el calendario para que tu presión arterial pueda ser controlada con el tiempo. Si empiezas a ver problemas, tendrás que ir con más frecuencia para poder controlar la situación.

Resumen del Capítulo
- Puede ser fácil ignorar la hipertensión porque no hay síntomas durante años o décadas. En general, no creemos que haya un problema hasta que no hay un síntoma físico. Pero asegúrate de revisar tu presión arterial regularmente.
- Algunas personas creen que la hipertensión es intratable, especialmente si viene de familia. Sin embargo, siempre se pueden tomar medidas preventivas, incluso si no se tiene la presión arterial alta para empezar.

- Es peligroso pensar que si los síntomas han desaparecido, entonces no tienes más problemas de hipertensión. Como se mencionó anteriormente, puedes dejar de tener síntomas durante muchos años, pero esto no significa que no esté causando daños a tu sistema cardiovascular.

En el próximo capítulo, aprenderás grandes consejos para usar la dieta DASH, así como formas de cumplir con el programa.

Capítulo Siete: Implementación de la dieta DASH en tu vida

Si has estado teniendo una dieta desequilibrada, es mejor empezar a implementar los cambios lentamente. Si no eres un gran consumidor de frutas o verduras, comienza con una o dos porciones durante unos días y aumenta hasta las 4 o 5 porciones diarias recomendadas. Lo mismo vale para los granos enteros; si empiezas a cambiar gradualmente de los granos refinados, harás la transición mucho más fácil. También ayudarás a tu cuerpo a adaptarse a los cambios que está atravesando. De hecho, puede que descubras que tu digestión puede mejorar automáticamente porque estás incorporando más granos enteros, vegetales y frutas en tu dieta, lo que aumenta tus niveles de fibra.

Si las verduras no son el alimento principal de tu comida, asegúrate de tener dos aportes de verduras. Esto te ayudará a alcanzar fácilmente tus objetivos de consumo diario. Un buen objetivo para cada comida es hacerla más colorida. Esto significa que estás obteniendo el mayor rango de nutrientes en cada comida. Debido a que tienes una gran variedad de alimentos que puedes comer en la dieta DASH, utiliza tantos grupos de alimentos como puedas en cada comida.

Cuando empieces con algo nuevo, es importante que no seas tan duro contigo mismo si te equivocas en el proceso. Lo que se hace, se hace. Asegúrate de tomar una mejor decisión la próxima vez, pero no te castigues por ello. Necesitas ser comprensivo y amable contigo mismo porque tu intención es buena - para ayudar a mejorar tu salud. Mira lo que te ha llevado a tu fracaso y trabaja para corregirlo. Mañana es un nuevo día, y todavía estás tomando otras buenas decisiones en las que verás los resultados positivos.

Cualquier dieta es mejor cuando se combina con una rutina de ejercicios. Incluso si estás acostumbrado a sentarte en el sofá, es fácil salir a dar un paseo. Recuerda, toda buena decisión para tu salud te ayudará a largo plazo. Empieza con algo pequeño si no tienes un método de ejercicio ahora. Una caminata de 10 o 15 minutos te hace sentir más energizado a medida que el aire fresco entra en tus pulmones. También ayuda a reducir aún más tu presión arterial, y es posible que veas a uno o dos amigos en el camino. Si ya estás activo, sigue el mismo programa durante las dos primeras semanas de la dieta DASH. De esta manera sabrás si necesita mantener la misma rutina o mejorarla.

No hay nada malo en buscar un sistema de apoyo. Si ves que tienes obstáculos a los que te enfrentas, puedes consultar con tu nutricionista o médico sobre estas preocupaciones específicas. También puedes encontrar grupos sociales en tu comunidad o en línea de personas que están haciendo lo mismo que tú. Con las experiencias personales de estas personas, es probable que encuentres una respuesta a tus problemas mucho más rápido y que, al mismo tiempo, hagas un amigo.

Dado que necesitas consumir más frutas y verduras, una forma fácil de hacerlo es no comer carne en cada comida. Incorporar comidas vegetarianas incluso una vez al día te ayudará a cumplir con las cantidades recomendadas de frutas y verduras en la dieta DASH. No tiene por qué sonar tan terrible para ti si antes sólo comías carne. Encontrarás algunas comidas deliciosas y saludables para hacer aquí o en http://free.dietbalanced.com.

Intenta hacer tus comidas igual de sabrosas usando diferentes combinaciones de especias. Además, ten cuidado con el número de condimentos que pones en tus alimentos ya que las calorías pueden acumularse rápidamente. En su lugar, comienza con la mitad de tu cantidad normal y añade sólo lo necesario. Con el tiempo, llegua al punto en el que no necesitas añadir más condimentos a tus comidas. Esto también es un truco útil cuando se añade aderezo para ensaladas, aceite o mantequilla a las comidas, incluso mientras se cocina. Incluso cuando estés friendo verduras, puedes sustituir el agua por el aceite si notas que estás sobrepasando tu límite de aceites ese día.

El estrés tiene un gran impacto en los niveles de presión arterial, y a veces puede llegar al punto de ser inmanejable. Podemos sentirnos impotentes cuando nos sentimos fuera de control cuando la vida nos pone nerviosos. Sin embargo, tienes una alternativa. Tienes control sobre cómo te afecta el estrés y cómo reaccionas. Los ejercicios que puedes incorporar a tu rutina para reducir tus niveles de estrés son la meditación y los ejercicios de respiración profunda. Practicar estas técnicas le da a tu mente la oportunidad de ir más despacio para que puedas pensar con más claridad. Cuando tienes una mente más calmada y enfocada, eres capaz de tomar mejores decisiones en lugar de reaccionar a veces de manera lamentable. Tomar decisiones acertadas también ayuda a mantener tus niveles de estrés más bajos y también te ayudará a mantener las libras de peso al reducir el cortisol en tu cuerpo.

Si deseas un enfoque más activo para reducir tus niveles de estrés, también puedes probar el Tai Chi y el yoga. Estos ejercicios ayudan a calmar la mente mientras que también trabajan en el estiramiento y el equilibrio del cuerpo. También ayudan a mantener los músculos fuertes y flexibles. De esta manera, estarás trabajando para combatir tus altos niveles de estrés mientras haces el ejercicio necesario para sentirte aún mejor.

Si eres fumador, es mejor dejar el hábito ahora.

Resumen del Capítulo.

- La belleza de este programa es que tú tienes el control. Si has seguido una dieta desequilibrada de antemano, relájate gradualmente mientras escuchas a tu cuerpo. No seas demasiado duro contigo mismo porque te estás derrotando a ti mismo antes de que puedas ver los resultados.
- Mantener los niveles de estrés bajos ayuda a mantener los niveles de la hormona cortisol a un ritmo normal. También ayuda a que tu presión arterial disminuya. La integración de un ejercicio consciente, como el Tai Chi o la meditación, te

ayudará a concentrar tu mente y a reducir naturalmente tus niveles de estrés.

• Se creativo con las especias que usas. Esto ayudará a dar sabor a tus platos mientras no uses sal extra. No tiene por qué ser una comida insípida sin sal añadida. De hecho, puede que encuentres una nueva combinación que te encante.

En el próximo capítulo, aprenderás cómo perder peso mientras sigues el estilo de vida de la dieta DASH.

Capítulo Ocho: Perder peso con la dieta DASH

Debido a que estás eligiendo alimentos más saludables con la dieta DASH, es probable que experimentes una pérdida de peso, aunque no sea tu objetivo principal. De hecho, la dieta no fue diseñada para hacer que pierdas peso, pero es un resultado útil ya que a muchas personas que experimentan presión arterial alta se les aconseja que pierdan peso para ayudarles. Al seguir la dieta DASH, obtendrás cifras de presión arterial aún más bajas. Según un estudio, los participantes pudieron reducir su peso y disminuir tanto la sistólica como la diastólica en cuatro puntos adicionales (Blumenthal, et al., 2010). Sin embargo, para hacerlo, también tendrán que añadir algo de ejercicio a su rutina.

La dieta estándar incluye 2.000 calorías, que también se sigue en la dieta DASH. Sin embargo, si deseas perder de 10 a 20 libras, deberás disminuir tu ingesta diaria en 200 calorías. También necesitarás practicar algún tipo de ejercicio moderado 5 o 6 días a la semana durante 30 minutos a una hora para lograr sus objetivos más rápidamente. Si eres obeso, es mejor hablar con un dietista si deseas utilizar la dieta DASH para saber exactamente cuántas calorías debes consumir, porque depende de tu edad, peso, nivel de actividad, problemas de salud subyacentes y tus objetivos de pérdida de peso.

Para ayudar a impulsar tu metabolismo, debes asegurarse de que estás dando a tu cuerpo un buen suministro de nutrientes durante todo el día. Para ello, divide sus comidas en porciones más pequeñas con mayor frecuencia durante el día. La mayoría de las personas comerán de 4 a 5 mini comidas y un par de bocadillos. Esto te ayudará a que tu cuerpo vuelva a la normalidad junto con tus niveles de insulina, de modo que tu cuerpo comience a quemar grasa en lugar de almacenarla.

Contar las calorías es importante cuando se intenta perder peso, pero no tiene por qué convertirse en una obsesión. Simplemente usa una sencilla calculadora de calorías donde puedes introducir los alimentos que comes a diario. Automáticamente calculará el porcentaje de macronutrientes que estás consumiendo para que sepas que estás cumpliendo con los estándares de la dieta DASH. Una vez que empieces a aprender los diferentes niveles de calorías y porcentajes de cada una de tus comidas favoritas, será como un reloj.

El ejercicio también es una clave importante para perder peso mientras se sigue el programa de la dieta DASH. Los buenos ejercicios aeróbicos que incorpores a tu rutina diaria deben durar por lo general 30 minutos. Si has llevado un estilo de vida sedentario, comienza con 10 minutos y ve subiendo hasta el tiempo óptimo de ejercicio. No es necesario ir al gimnasio para ponerse en forma, y no es necesario tener un montón de equipos para hacerlo. De hecho, prueba algunos de los siguientes ejercicios:

- Tareas domésticas - 60 minutos
- Vueltas de natación - 20 minutos
- Montar en bicicleta, a razón de 4 minutos por kilómetro o 6 minutos por milla
- Correr o trotar - 6 minutos por kilómetro o 10 minutos por milla
- Caminata rápida - 9 minutos por kilómetro o 15 minutos por milla

Todos estos simples ejercicios ayudarán a que tu corazón bombee mientras te ayudan a perder peso. Así que combinando el programa de ejercicios con la dieta DASH, con una ligera reducción del consumo de calorías, empezarás a ver los resultados. Al ver que estás perdiendo peso de forma saludable, te llevará un poco más de tiempo ver los kilos perdidos, pero es más probable que desaparezcan a largo plazo en lugar de actuar como una dieta yo-yo.

Resumen del Capítulo.

- Debido a que la dieta DASH no era un programa para perder peso, tendrás que hacer algunos ajustes. Principalmente necesitarás reducir el número de carbohidratos que comes, añadir una rutina de ejercicios, así como reducir tu ingesta calórica en 200 calorías o según lo recomendado por tu nutricionista.

- Usar una calculadora en línea o una aplicación en tu teléfono es la forma más fácil de rastrear las calorías y los nutrientes que puedes haber comido durante el día. Te ayudará a mantenerte al día y también puede ser un sistema de apoyo para demostrar que eres capaz de hacerlo.
- Esta no es una dieta de moda, y como tal, no verás que los kilos se desvanezcan de tu cinturón. Sin embargo, estarás perdiendo peso a largo plazo, lo cual es la forma más saludable de abordar la pérdida de peso. Es muy posible que tengas éxito, pero no se preparen para perder varias tallas de pantalones en un mes.

Ahora que entiendes mejor cómo el programa de dieta DASH puede funcionar para ti, ¡es hora de empezar! Recuerda que puedes ir a tu propio ritmo o saltar directamente. Vigila lo que te dice tu cuerpo y no te esfuerces demasiado. Sabes que este proceso funciona. La clave es hacer que funcione para ti y tu estilo de vida.

Si deseas perder peso además de reducir tu presión arterial y tu colesterol, asegúrate de elegir una rutina de ejercicios que vayas a disfrutar y a la que te atengas. Mezcla tus actividades si esto es lo que te mantiene interesado. Y no te olvides de descansar lo suficiente y de incorporar técnicas de reducción del estrés.

Empezar algo nuevo puede ser emocionante y también un poco aterrador. Con suerte, has obtenido la información que necesitas para que sea menos reacio a comenzar el estilo de vida de la dieta DASH. Puede que al principio tenga sus desafíos, pero todo tu esfuerzo y determinación valdrá la pena a largo plazo cuando tu cuerpo se vuelva más saludable. ¡La mejor de las suertes, y feliz viaje en tu camino hacia una mejor salud!

Si disfrutaste de este libro de algún modo, ¡una crítica honesta siempre es apreciada!

Milton Keynes UK
Ingram Content Group UK Ltd.
UKHW032354050124
435497UK00005B/109